Pain Tracker

Date & Time	Pain Location	Duration	Intensity	Pain Relief Strategies Employed

Important Notes

Pain Tracker

Date & Time	Pain Location	Duration	Intensity	Pain Relief Strategies Employed

Important Notes

Pain Tracker

Date & Time	Pain Location	Duration	Intensity	Pain Relief Strategies Employed

Important Notes

Pain Tracker

Date & Time	Pain Location	Duration	Intensity	Pain Relief Strategies Employed

Important Notes

Pain Tracker

Date & Time	Pain Location	Duration	Intensity	Pain Relief Strategies Employed

Important Notes

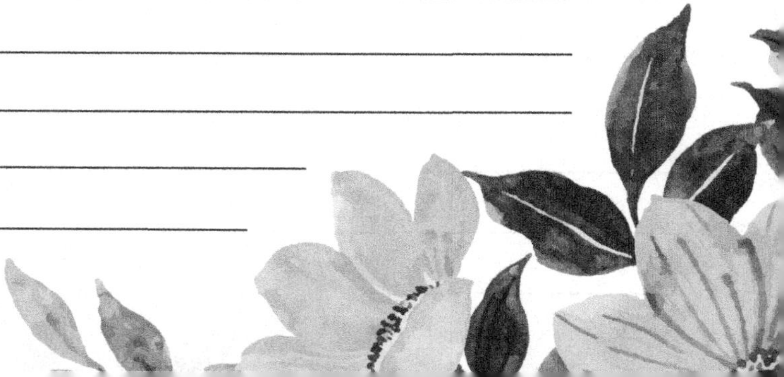

Pain Tracker

Date & Time	Pain Location	Duration	Intensity	Pain Relief Strategies Employed

Important Notes

Pain Tracker

Date & Time	Pain Location	Duration	Intensity	Pain Relief Strategies Employed

Important Notes

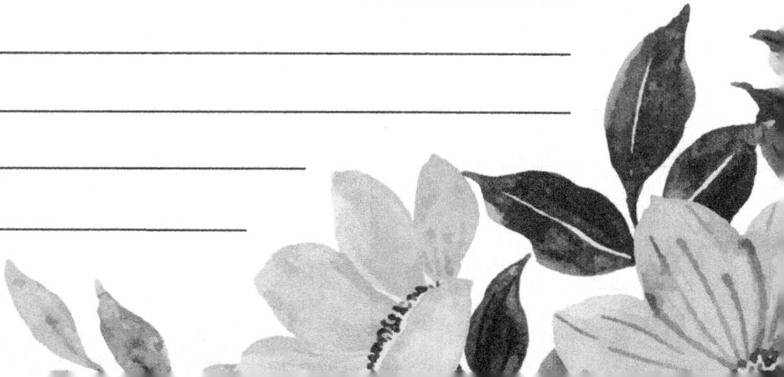

Pain Tracker

Date & Time	Pain Location	Duration	Intensity	Pain Relief Strategies Employed

Important Notes

Pain Tracker

Date & Time	Pain Location	Duration	Intensity	Pain Relief Strategies Employed

Important Notes

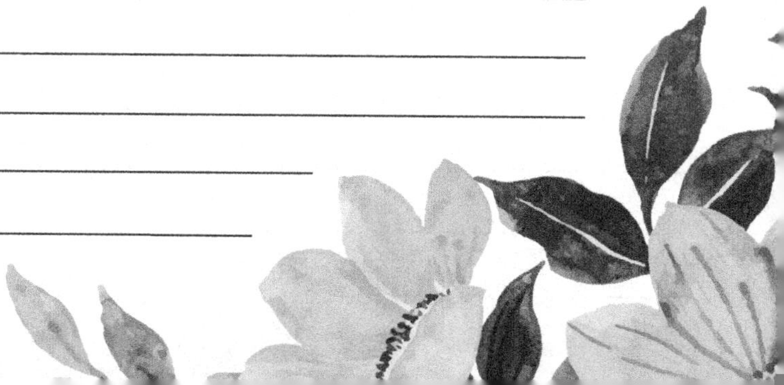

Pain Tracker

Date & Time	Pain Location	Duration	Intensity	Pain Relief Strategies Employed

Important Notes

Pain Tracker

Date & Time	Pain Location	Duration	Intensity	Pain Relief Strategies Employed

Important Notes

Pain Tracker

Date & Time	Pain Location	Duration	Intensity	Pain Relief Strategies Employed

Important Notes

Pain Tracker

Date & Time	Pain Location	Duration	Intensity	Pain Relief Strategies Employed

Important Notes

Pain Tracker

Date & Time	Pain Location	Duration	Intensity	Pain Relief Strategies Employed

Important Notes

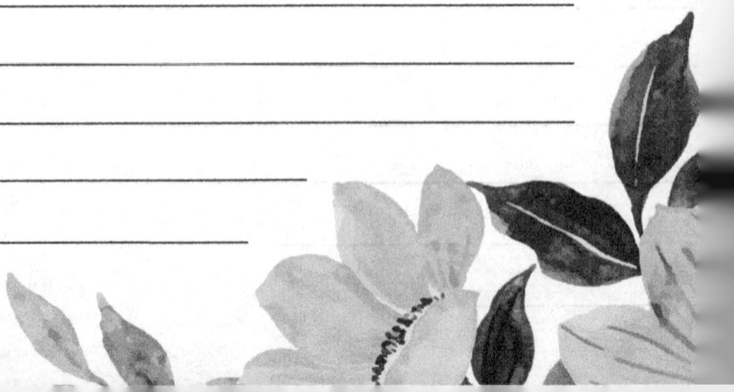

Pain Tracker

Date & Time	Pain Location	Duration	Intensity	Pain Relief Strategies Employed

Important Notes

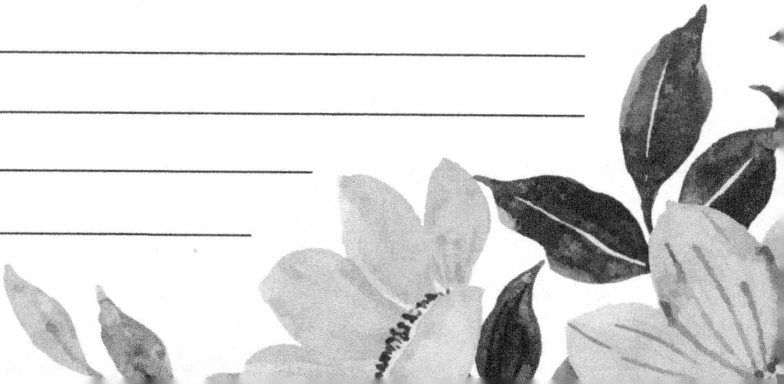

Pain Tracker

Date & Time	Pain Location	Duration	Intensity	Pain Relief Strategies Employed

Important Notes

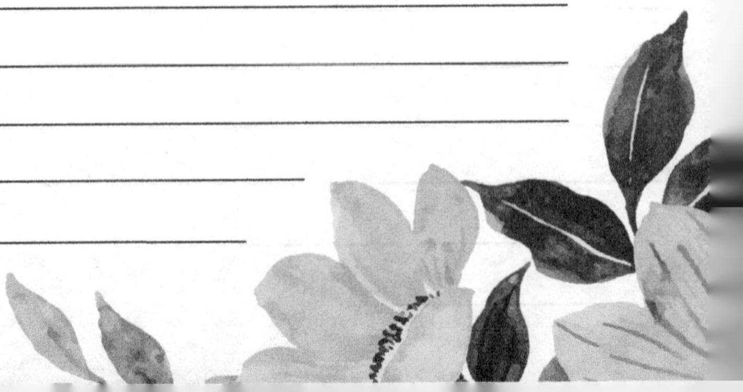

Pain Tracker

Date & Time	Pain Location	Duration	Intensity	Pain Relief Strategies Employed

Important Notes

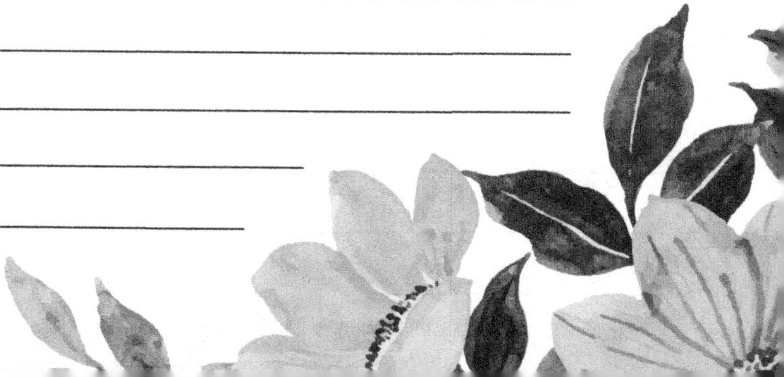

Pain Tracker

Date & Time	Pain Location	Duration	Intensity	Pain Relief Strategies Employed

Important Notes

Pain Tracker

Date & Time	Pain Location	Duration	Intensity	Pain Relief Strategies Employed

Important Notes

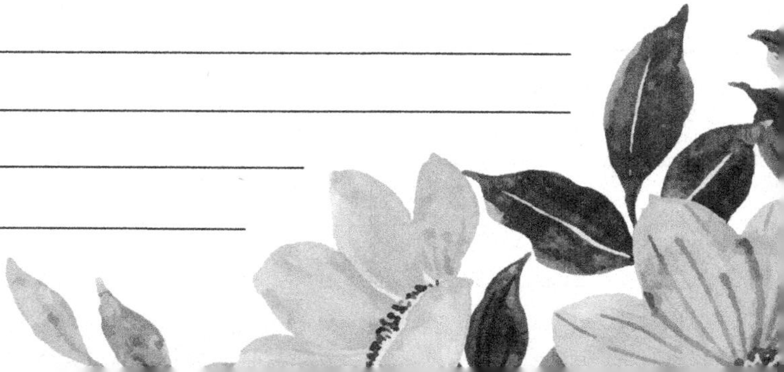

Pain Tracker

Date & Time	Pain Location	Duration	Intensity	Pain Relief Strategies Employed

Important Notes

Pain Tracker

Date & Time	Pain Location	Duration	Intensity	Pain Relief Strategies Employed

Important Notes

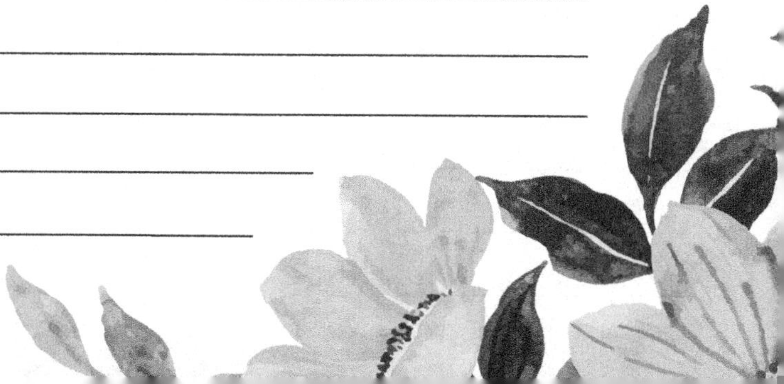

Pain Tracker

Date & Time	Pain Location	Duration	Intensity	Pain Relief Strategies Employed

Important Notes

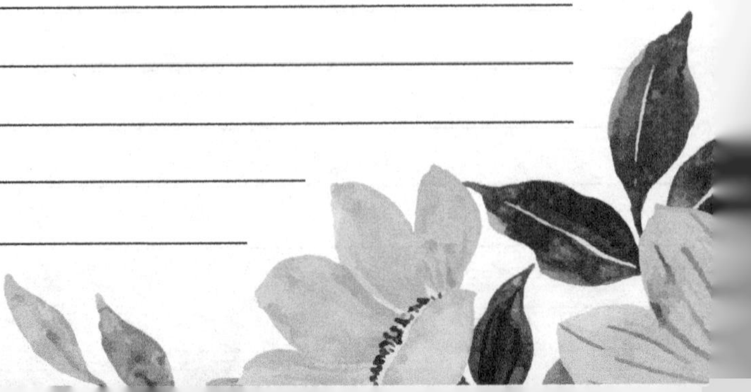

Pain Tracker

Date & Time	Pain Location	Duration	Intensity	Pain Relief Strategies Employed

Important Notes

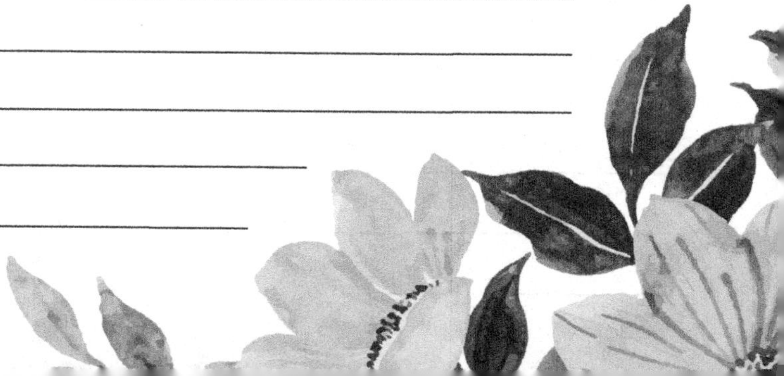

Pain Tracker

Date & Time	Pain Location	Duration	Intensity	Pain Relief Strategies Employed

Important Notes

Pain Tracker

Date & Time	Pain Location	Duration	Intensity	Pain Relief Strategies Employed

Important Notes

Pain Tracker

Date & Time	Pain Location	Duration	Intensity	Pain Relief Strategies Employed

Important Notes

Pain Tracker

Date & Time	Pain Location	Duration	Intensity	Pain Relief Strategies Employed

Important Notes

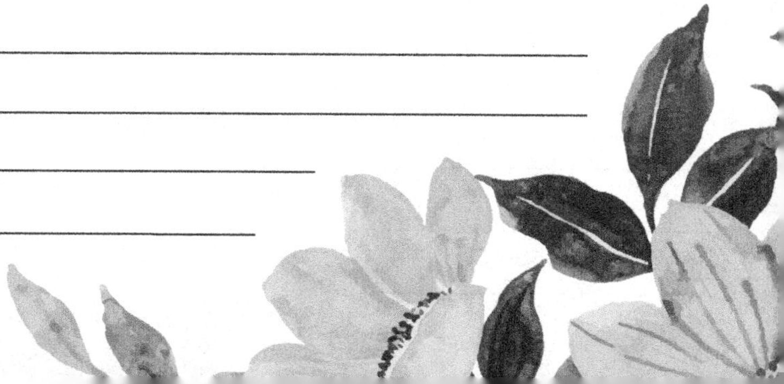

Pain Tracker

Date & Time	Pain Location	Duration	Intensity	Pain Relief Strategies Employed

Important Notes

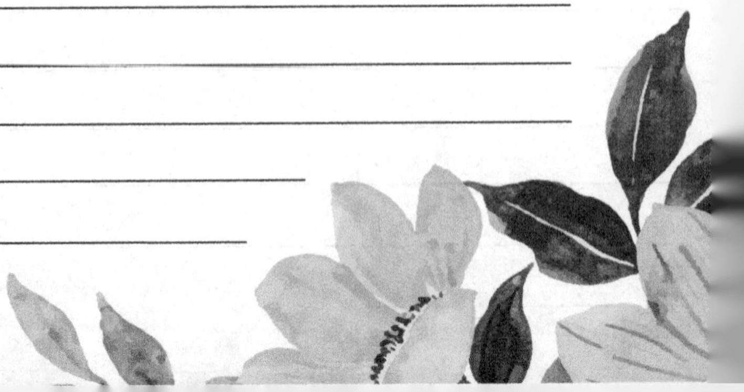

Pain Tracker

Date & Time	Pain Location	Duration	Intensity	Pain Relief Strategies Employed

Important Notes

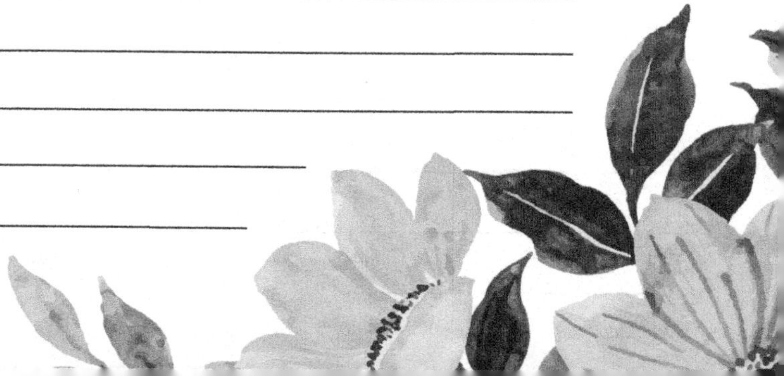

Pain Tracker

Date & Time	Pain Location	Duration	Intensity	Pain Relief Strategies Employed

Important Notes

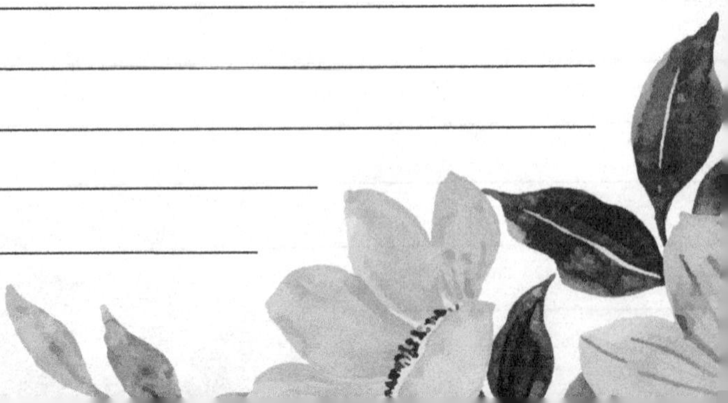

Pain Tracker

Date & Time	Pain Location	Duration	Intensity	Pain Relief Strategies Employed

Important Notes

Pain Tracker

Date & Time	Pain Location	Duration	Intensity	Pain Relief Strategies Employed

Important Notes

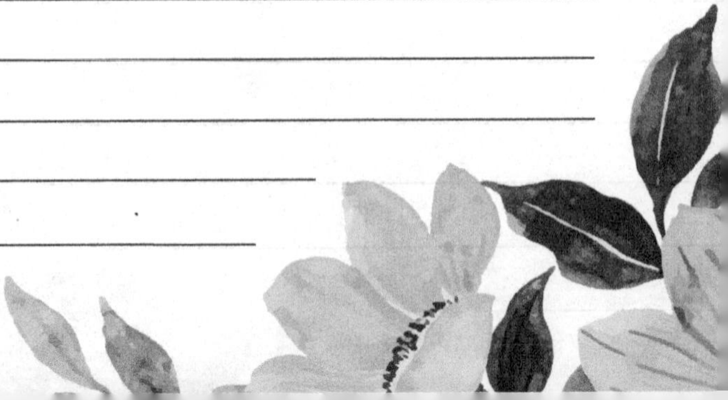

Pain Tracker

Date & Time	Pain Location	Duration	Intensity	Pain Relief Strategies Employed

Important Notes

Pain Tracker

Date & Time	Pain Location	Duration	Intensity	Pain Relief Strategies Employed

Important Notes

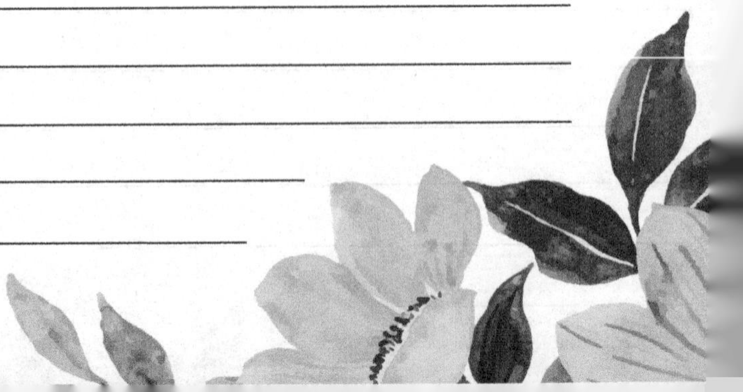

Pain Tracker

Date & Time	Pain Location	Duration	Intensity	Pain Relief Strategies Employed

Important Notes

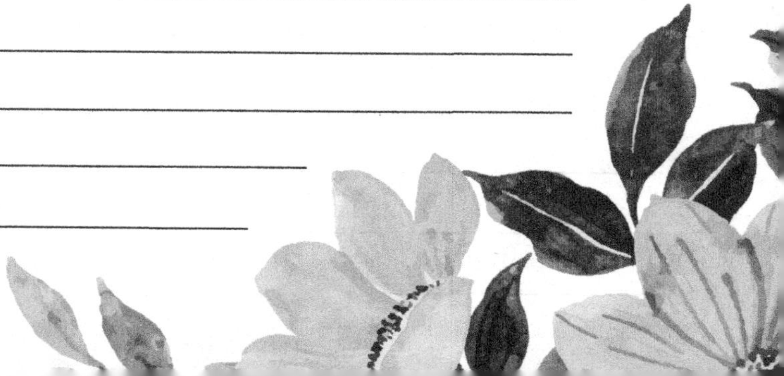

Pain Tracker

Date & Time	Pain Location	Duration	Intensity	Pain Relief Strategies Employed

Important Notes

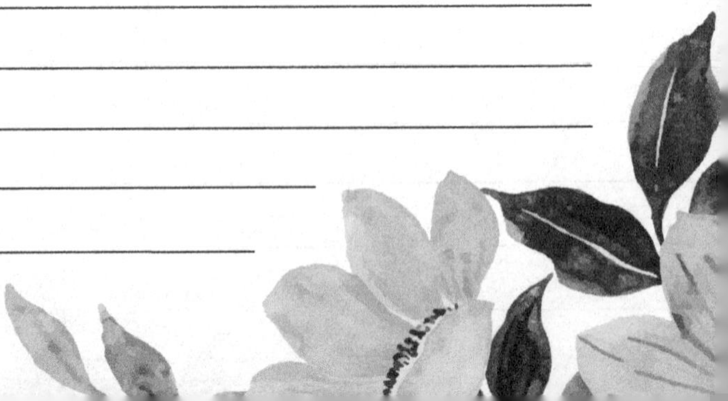

Pain Tracker

Date & Time	Pain Location	Duration	Intensity	Pain Relief Strategies Employed

Important Notes

Pain Tracker

Date & Time	Pain Location	Duration	Intensity	Pain Relief Strategies Employed

Important Notes

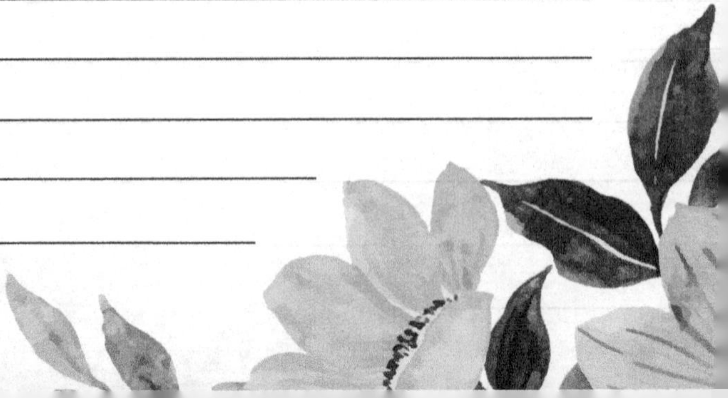

Pain Tracker

Date & Time	Pain Location	Duration	Intensity	Pain Relief Strategies Employed

Important Notes

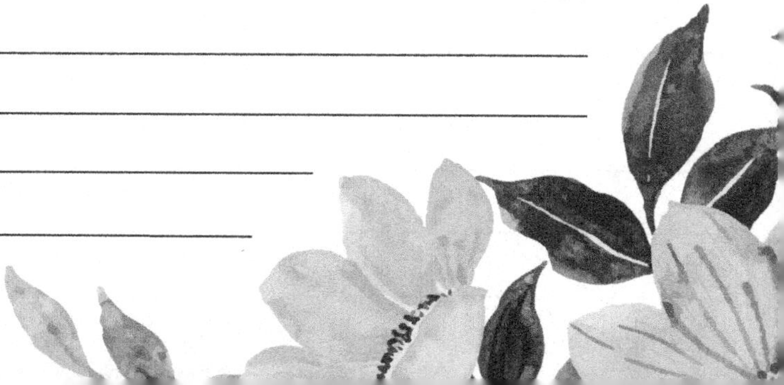

Pain Tracker

Date & Time	Pain Location	Duration	Intensity	Pain Relief Strategies Employed

Important Notes

Pain Tracker

Date & Time	Pain Location	Duration	Intensity	Pain Relief Strategies Employed

Important Notes

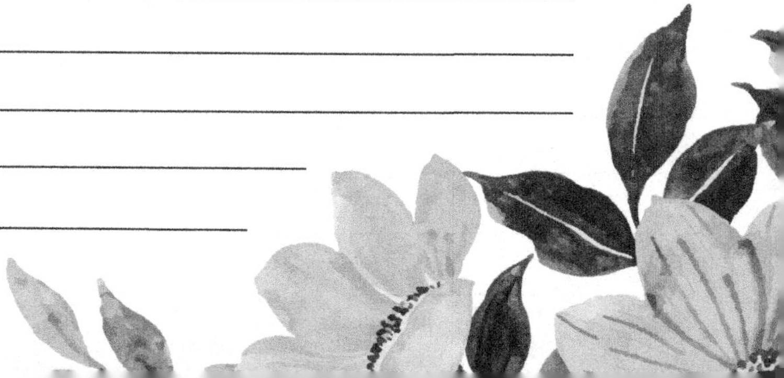

Pain Tracker

Date & Time	Pain Location	Duration	Intensity	Pain Relief Strategies Employed

Important Notes

Pain Tracker

Date & Time	Pain Location	Duration	Intensity	Pain Relief Strategies Employed

Important Notes

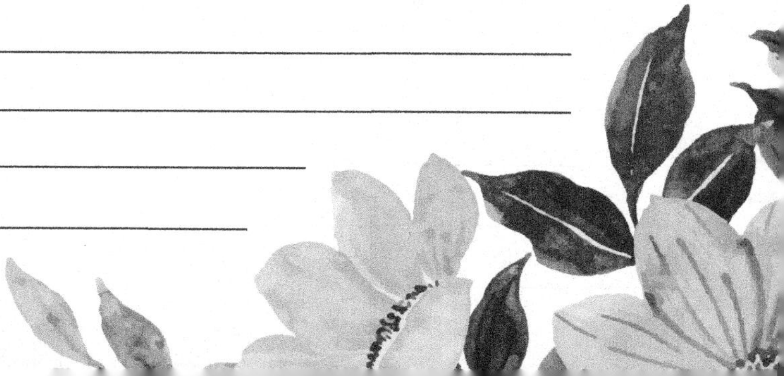

Pain Tracker

Date & Time	Pain Location	Duration	Intensity	Pain Relief Strategies Employed

Important Notes

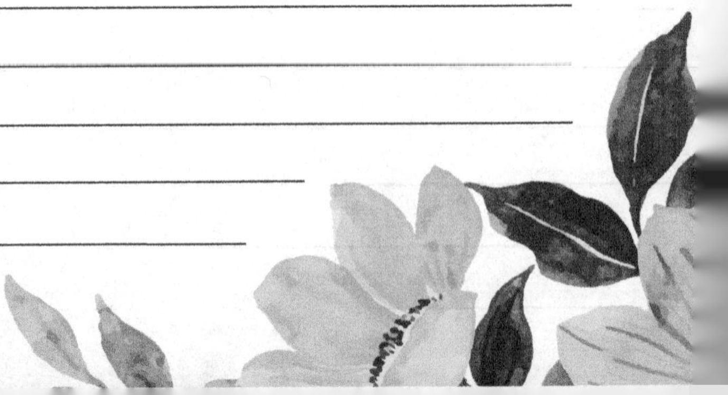

Pain Tracker

Date & Time	Pain Location	Duration	Intensity	Pain Relief Strategies Employed

Important Notes

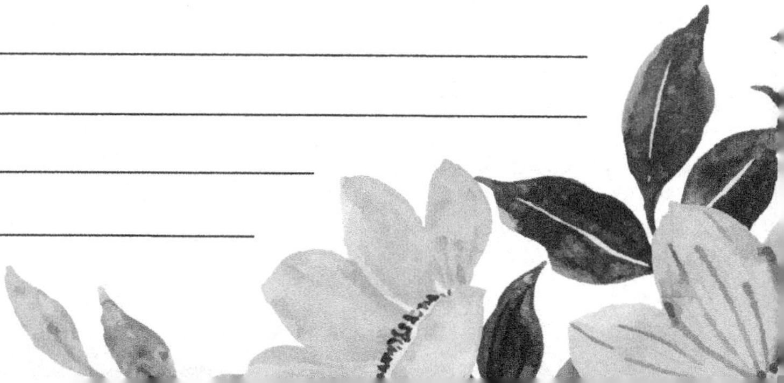

Pain Tracker

Date & Time	Pain Location	Duration	Intensity	Pain Relief Strategies Employed

Important Notes

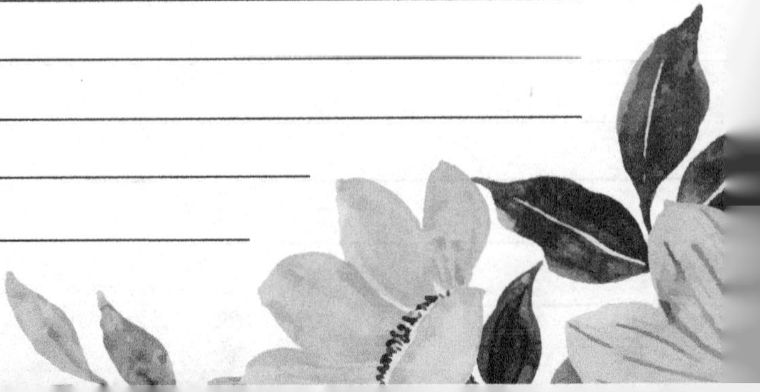

Pain Tracker

Date & Time	Pain Location	Duration	Intensity	Pain Relief Strategies Employed

Important Notes

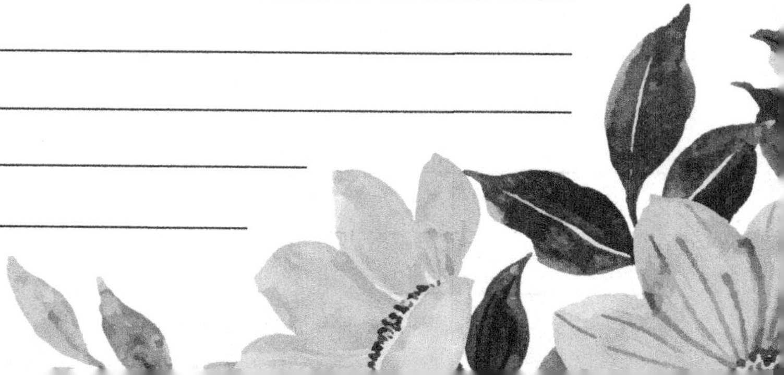

Pain Tracker

Date & Time	Pain Location	Duration	Intensity	Pain Relief Strategies Employed

Important Notes

Pain Tracker

Date & Time	Pain Location	Duration	Intensity	Pain Relief Strategies Employed

Important Notes

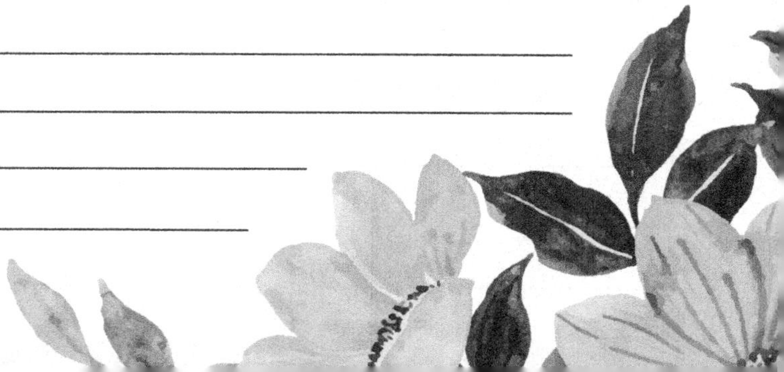

Pain Tracker

Date & Time	Pain Location	Duration	Intensity	Pain Relief Strategies Employed

Important Notes

Pain Tracker

Date & Time	Pain Location	Duration	Intensity	Pain Relief Strategies Employed

Important Notes

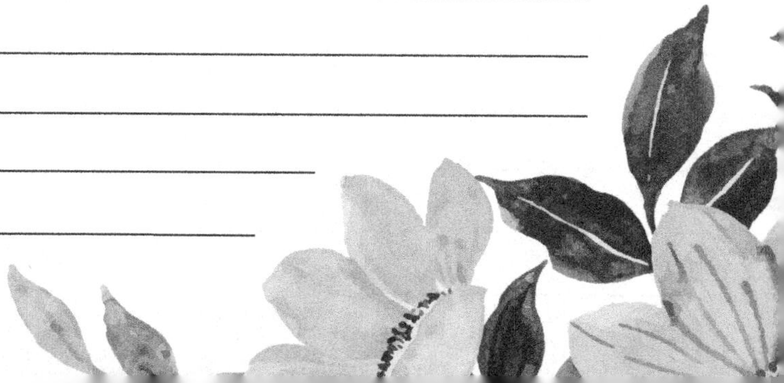

Pain Tracker

Date & Time	Pain Location	Duration	Intensity	Pain Relief Strategies Employed

Important Notes

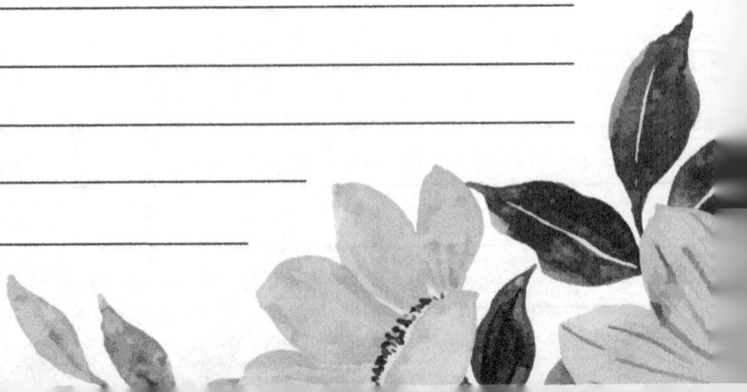

Pain Tracker

Date & Time	Pain Location	Duration	Intensity	Pain Relief Strategies Employed

Important Notes

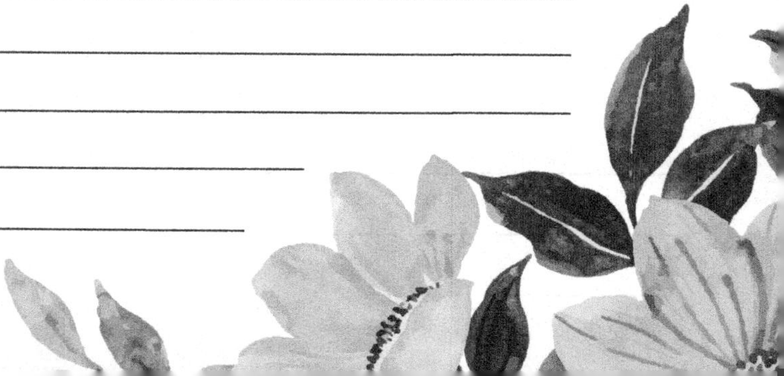

Pain Tracker

Date & Time	Pain Location	Duration	Intensity	Pain Relief Strategies Employed

Important Notes

Pain Tracker

Date & Time	Pain Location	Duration	Intensity	Pain Relief Strategies Employed

Important Notes

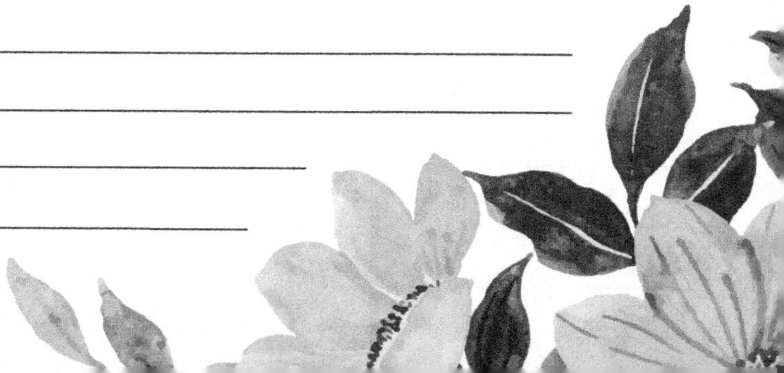

Pain Tracker

Date & Time	Pain Location	Duration	Intensity	Pain Relief Strategies Employed

Important Notes

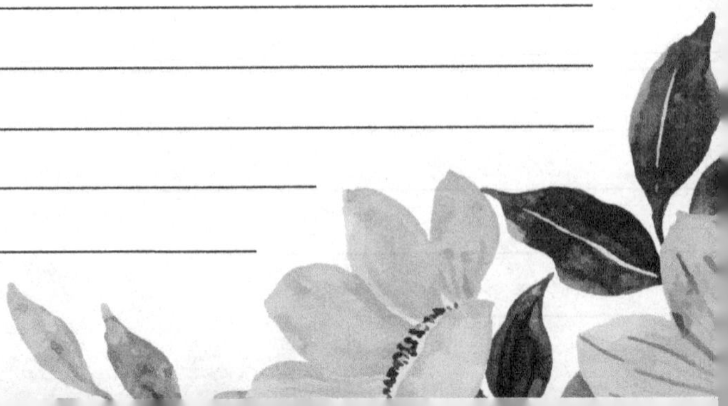

Pain Tracker

Date & Time	Pain Location	Duration	Intensity	Pain Relief Strategies Employed

Important Notes

Pain Tracker

Date & Time	Pain Location	Duration	Intensity	Pain Relief Strategies Employed

Important Notes

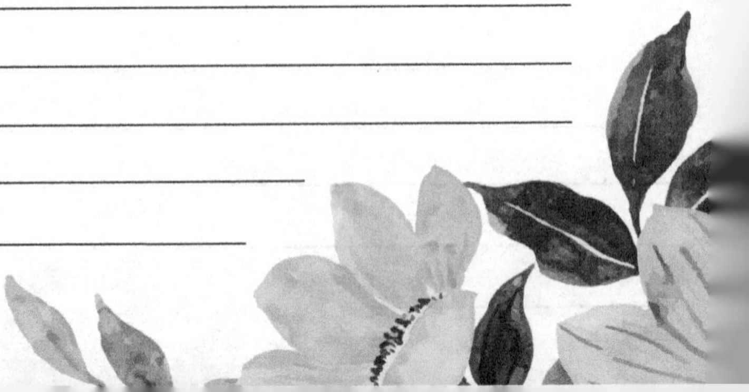

Pain Tracker

Date & Time	Pain Location	Duration	Intensity	Pain Relief Strategies Employed

Important Notes

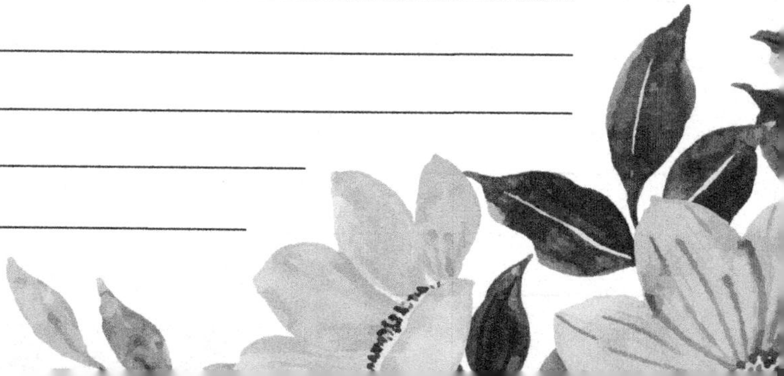

Pain Tracker

Date & Time	Pain Location	Duration	Intensity	Pain Relief Strategies Employed

Important Notes

Pain Tracker

Date & Time	Pain Location	Duration	Intensity	Pain Relief Strategies Employed

Important Notes

Pain Tracker

Date & Time	Pain Location	Duration	Intensity	Pain Relief Strategies Employed

Important Notes

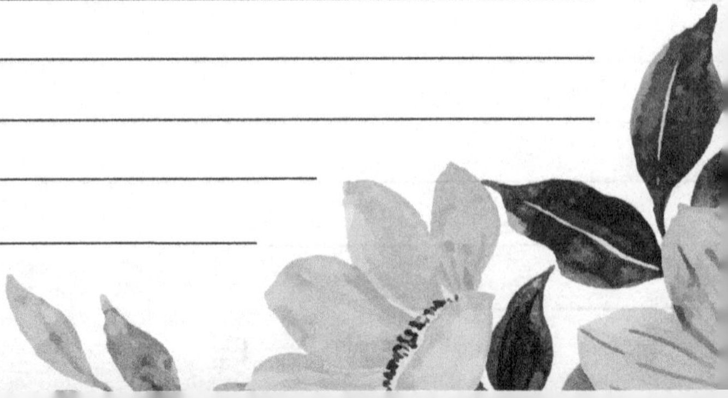

Pain Tracker

Date & Time	Pain Location	Duration	Intensity	Pain Relief Strategies Employed

Important Notes

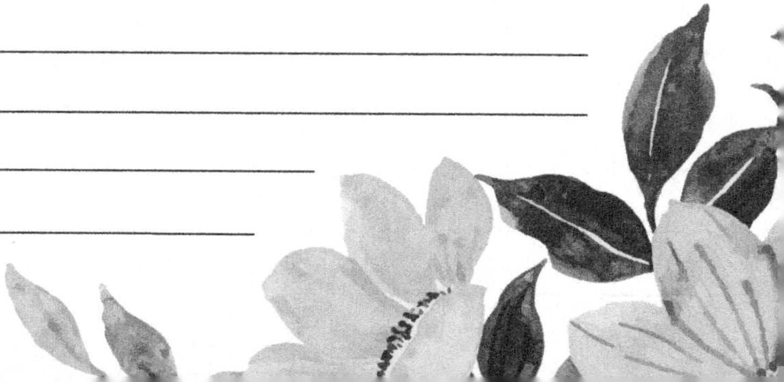

Pain Tracker

Date & Time	Pain Location	Duration	Intensity	Pain Relief Strategies Employed

Important Notes

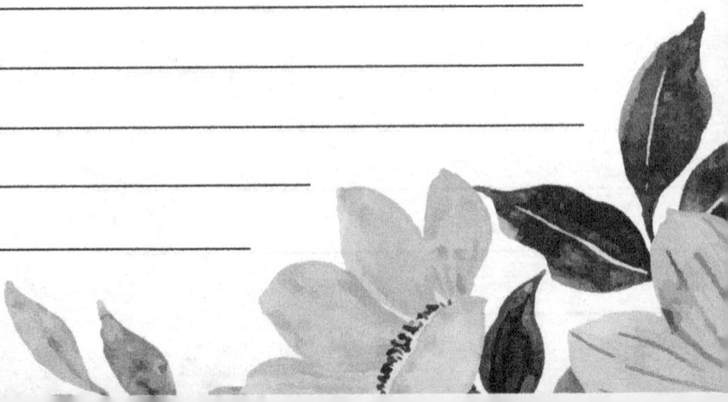

Pain Tracker

Date & Time	Pain Location	Duration	Intensity	Pain Relief Strategies Employed

Important Notes

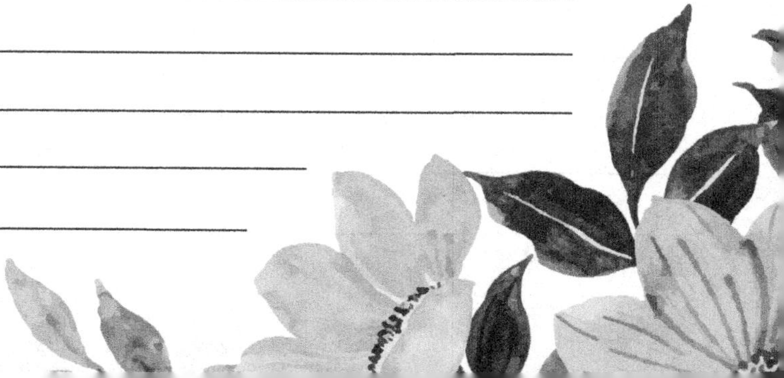

Pain Tracker

Date & Time	Pain Location	Duration	Intensity	Pain Relief Strategies Employed

Important Notes

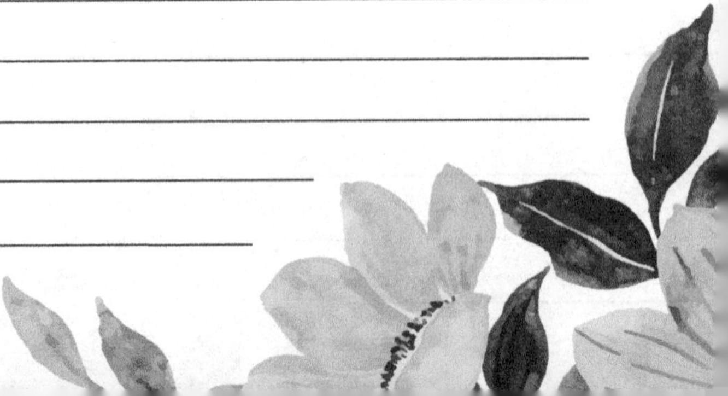

Pain Tracker

Date & Time	Pain Location	Duration	Intensity	Pain Relief Strategies Employed

Important Notes

Pain Tracker

Date & Time	Pain Location	Duration	Intensity	Pain Relief Strategies Employed

Important Notes

Pain Tracker

Date & Time	Pain Location	Duration	Intensity	Pain Relief Strategies Employed

Important Notes

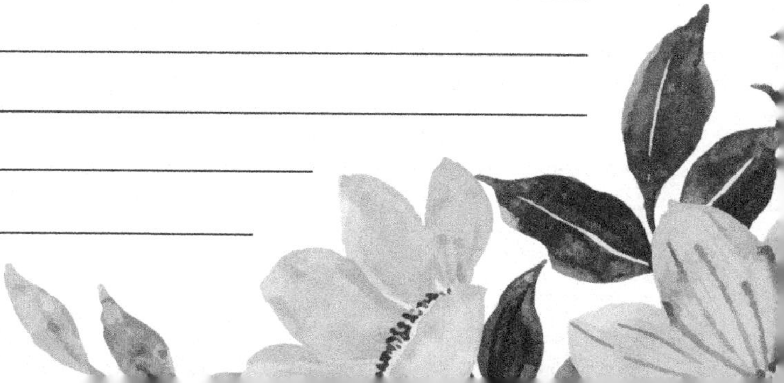

Pain Tracker

Date & Time	Pain Location	Duration	Intensity	Pain Relief Strategies Employed

Important Notes

Pain Tracker

Date & Time	Pain Location	Duration	Intensity	Pain Relief Strategies Employed

Important Notes

Pain Tracker

Date & Time	Pain Location	Duration	Intensity	Pain Relief Strategies Employed

Important Notes

Pain Tracker

Date & Time	Pain Location	Duration	Intensity	Pain Relief Strategies Employed

Important Notes

Pain Tracker

Date & Time	Pain Location	Duration	Intensity	Pain Relief Strategies Employed

Important Notes

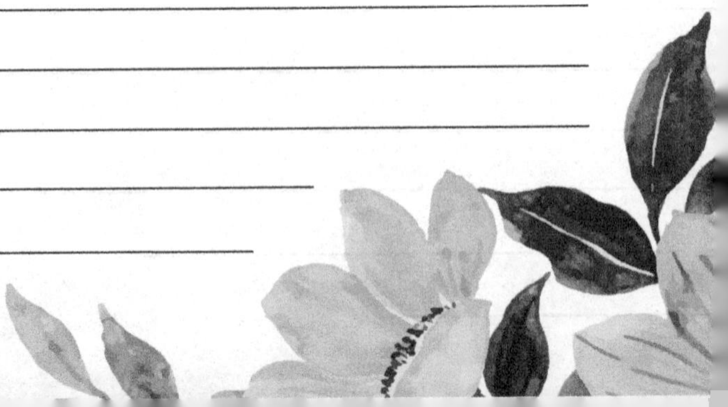

Pain Tracker

Date & Time	Pain Location	Duration	Intensity	Pain Relief Strategies Employed

Important Notes

Pain Tracker

Date & Time	Pain Location	Duration	Intensity	Pain Relief Strategies Employed

Important Notes

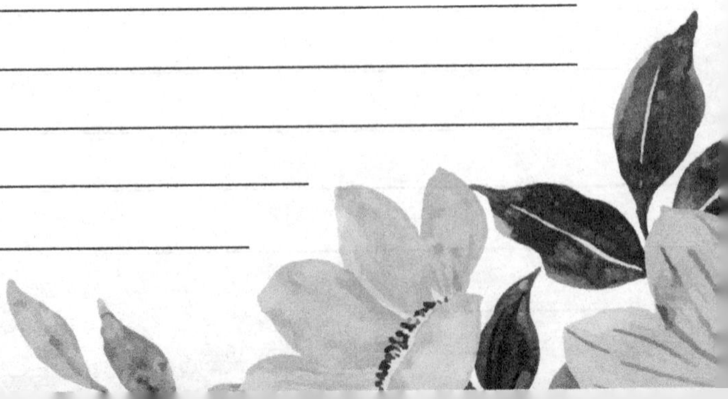

Pain Tracker

Date & Time	Pain Location	Duration	Intensity	Pain Relief Strategies Employed

Important Notes

Pain Tracker

Date & Time	Pain Location	Duration	Intensity	Pain Relief Strategies Employed

Important Notes

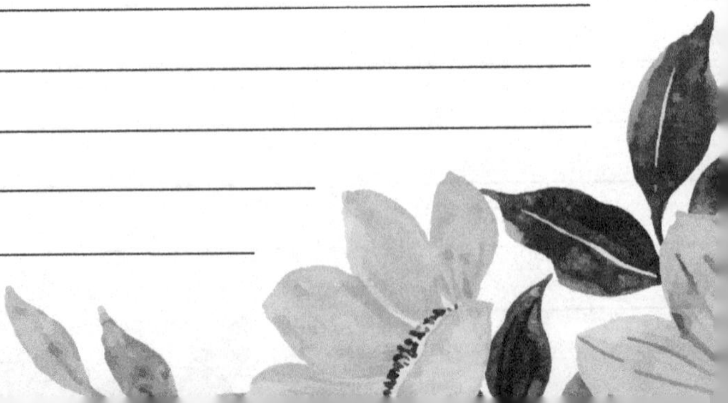

Pain Tracker

Date & Time	Pain Location	Duration	Intensity	Pain Relief Strategies Employed

Important Notes

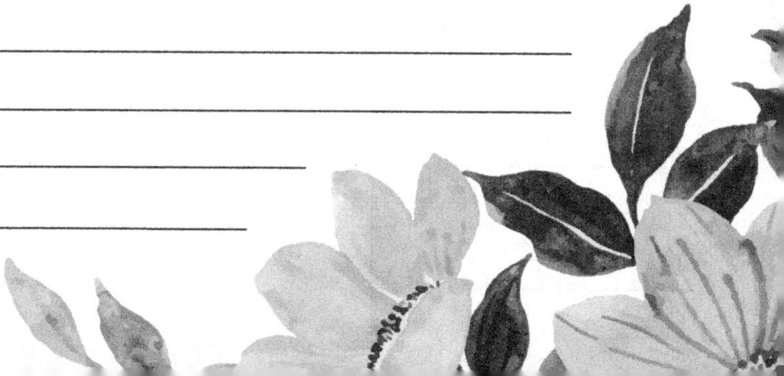

Pain Tracker

Date & Time	Pain Location	Duration	Intensity	Pain Relief Strategies Employed

Important Notes

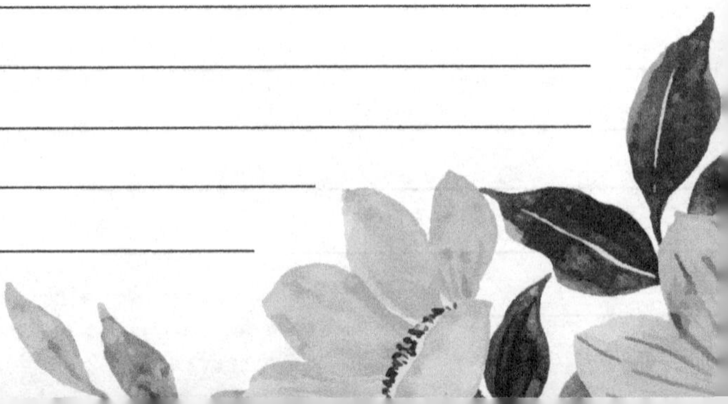

Made in the USA
Monee, IL
04 November 2026

67380863R00046